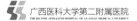
广西医科大学第二附属医院
THE SECOND AFFILIATED HOSPITAL OF GUANGXI MEDICAL UNIVERSITY

临床医学专业
精神病学见习指导

广西医科大学第二附属医院　编

U0364983

广西科学技术出版社

图书在版编目（CIP）数据

临床医学专业精神病学见习指导/广西医科大学第二
附属医院编 . —南宁：广西科学技术出版社，2022.10
ISBN 978-7-5551-1847-3

Ⅰ . ①临… Ⅱ . ①广… Ⅲ . ①精神病学 Ⅳ . ① R749

中国版本图书馆 CIP 数据核字（2022）第 185227 号

临床医学专业精神病学见习指导
LINCHUANG YIXUE ZHUANYE JINGSHENBINGXUE JIANXI ZHIDAO

广西医科大学第二附属医院　编

策划/组稿：李　姝	责任校对：冯　靖	
责任编辑：黎　坚	责任印制：韦文印	
装帧设计：韦娇林		

出版　人：卢培钊　　　　　　　　　出版发行：广西科学技术出版社
社　　址：广西南宁市东葛路 66 号　　邮政编码：530023
网　　址：http://www.gxkjs.com

经　　销：全国各地新华书店
印　　刷：广西社会福利印刷厂
地　　址：南宁市秀厢大道东段 4 号　　邮政编码：530023
开　　本：787 mm × 1092 mm　 1/32
字　　数：37 千字　　　　　　　　　印　　张：2.75
版　　次：2022 年 10 月第 1 版　　　印　　次：2022 年 10 月第 1 次印刷
书　　号：ISBN 978-7-5551-1847-3
定　　价：28.00 元

编委会

前　言

　　精神病学是临床医学的一个重要分支学科。近年来，随着社会文明的发展，精神卫生和精神障碍诊疗需求日益增长与迫切，精神医学在临床医学教育实践中的比重也日益加大。为了引导精神医学专业学生理论联系实际，提升精神病学的直观教学水平，广西医科大学第二附属医院精神病学教研室根据目前精神病学教学计划和教学大纲的要求，在以往教学实践的基础上，组织教师根据目前我院教学实际情况，并考虑精神医学专业教学要求的发展编写本见习指导。

　　2002年，我院精神病学教研室开始独立开展精神病学教学。由于专业基础薄弱，教学课时偏少，如果按照实际见习时间要求编写，很难让学生对一些重要的精神医学专业的实践知识与技能有较全面的认识和了解。经编写组讨论决定，将增加一些与见习有关的内容（"※"部分），请精神医学专业各任课教师和使用本见习指导的学生在教学及学习过程中结合见习内容参考使用。欢迎各位教师和学生在使用本书的过程中提出宝贵意见，便于今后修订时借鉴和改正。

《临床医学专业精神病学见习指导》编写委员会

2022 年 3 月 24 日

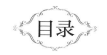

目录

一、精神科晤谈及精神状况检查

（一）目的与要求

（1）加深学生对精神疾病症状的感性认识及识别能力。

（2）叙述采集精神疾病病史的一般原则和特殊要求。

（3）归纳并列举精神科晤谈的基本方法和病例分析技巧，并应用于临床实践。

（4）简述接诊精神疾病患者的注意事项。

（二）课时安排

（1）教师讲解精神科晤谈、采集精神疾病病史及精神状况检查方法（1学时）。

（2）学生观摩、练习精神状况检查（2学时）。

（三）内容要求

1. 基本理论

见习课前复习理论课内容，掌握精神科晤谈及精神状况检查的基本理论。

（1）精神科晤谈的步骤与要点。

① 精神科晤谈的步骤。简单叙述精神科晤谈的基本步骤，即开始、深入及结束阶段，并重点介绍各阶段的目的、要点、注意事项。

② 精神科晤谈的要点。一是简单叙述对检查者的要求，如身心准备与调适，具体为态度、观察能力、倾听能力、把握要点并深入探寻的能力、晤谈过程的省察与内省能力、仪表及仪态等；二是强调与精神疾病患者沟通的一般技巧，如倾听、接纳、肯定、澄清、提问、重构、代述、总结、鼓励患者表达等；三是诊断性晤谈的目标应与建立良好的医患关系、适时与适当的心理干预及心理健康教育等结合；四是注意晤谈过程中应始终坚持以患者为中心，并尊重患者的意愿与要求，对患者适度共情，注意晤谈时间、内容、家属参与等对患者的影响，并做适当调整。

（2）精神疾病病史采集的要点。

精神疾病病史采集要点分为一般资料、主诉、现病史、既往史、个人史、家族史。采集病史时，应考虑患者特殊性，注意从多个渠道与多

个方面收集相关信息，并反复比较、核实，保证
资料收集的准确性、全面性与真实性。病史包括
患者的一般资料，如患者的工作和学习情况、生
活能否自理，以及对疾病的态度等，还应注意其
他特殊情况，如心理状况、躯体疾病等。同时，
应注重和强调个人史及家族史。儿童、青少年的
个人史应包括母亲妊娠和分娩情况、个人生长发
育情况、人格特质及其发展情况、学习教育情况、
人际关系等；成年人及老年人则重点询问既往性
格、婚姻家庭情况、工作情况与人际关系等。

（3）精神状况检查要点。

① 精神状况检查的方式和方法。精神状况
检查主要包括定式检查、半定式检查和不定式检
查 3 种方式。临床工作中，检查者根据自身经验、
就诊者临诊时的实际状况等决定精神状况检查的
内容与顺序，为了避免检查者忽略和遗漏重要检
查内容，以及过于主观的判断，要求把不同检查
方式结合起来运用。常规的精神状况检查方法包
括观察、倾听、核实、澄清性的询问，以及对患
者一般认知能力和医疗行为能力的检测等。交谈

时，要把检查者的所见、所闻、所感与就诊者的所见、所闻、所感结合起来，以达到对就诊者的精神状况全面、客观评估的目的。

②精神状况检查的内容。

a. 一般内容。通过患者的外表和行为推断其患某种疾病的倾向性。教师可结合视频和图片，重点讲解躁狂症、抑郁症、精神分裂症患者的外表及行为；注意安抚患者的焦虑情绪并调整接触方式；针对不合作的患者主要依靠仔细观察和侧面了解，此时检查者的言语、态度、接触方式，以及不同时期与不同环境下的追踪、比较显得尤为重要。

b. 言谈与思维。简单回顾躁狂症、抑郁症患者言谈的速度与数量的特点；简单回顾思维形式障碍和思维逻辑障碍的定义、分类，教师讲解并示范对伴有思维形式障碍和思维逻辑障碍的患者进行精神状况检查的要点；简单回顾思维内容障碍的定义、分类，教师讲解并示范对伴有妄想的患者进行精神状况检查的要点。

c. 感知。通过询问与检查，了解就诊者有无感觉障碍、感知综合障碍;简单回顾错觉与幻觉的区别;简单回顾精神分裂症、脑器质性精神障碍的幻觉特点,教师讲解与伴有幻觉的患者接触的要点。

d. 情绪状态。教师示范如何主动并探索性地询问患者某一段时间的感受、体验,以及这些体验与当时行为、想法的关系和相随的变化;教师结合图片讲解如何观察抑郁症、躁狂症、精神分裂症患者的面部表情、肢体语言等,进而推测患者目前所处的情绪状态。晤谈过程中,要注意患者情感体验的表达、情绪稳定的情况,以及与整体精神活动的协调等,有时可以通过转换晤谈内容观察患者情绪转换与调节的情况。

e. 意志行为。进行精神状况检查时,应注意观察患者的一般行为基调,即患者意志活动的自觉性、指向性与坚定性,以及意志行为与患者思维内容和情感状态之间的关系等;注意患者表现出的特定行为,了解患者对该行为的觉察及相关的想法,不能轻率地标以古怪、荒谬和奇特等字眼;注意患者是否存在自杀观念及自杀行为。教师着重讲解如何评估自杀风险，同时示范简单的干预措施等。

f. 认知功能。定向力、意识状态、计算能力、记忆力等的检查与判断方法与神经内科相同；了解主动注意、被动注意和注意的稳定性、集中性及其程度等；了解患者的智能状况，如患者对一般常识的掌握与理解能力、对抽象事物的概括与判断能力、解决问题的能力等；简单回顾自知力完整程度的判断要点，教师讲解对自知力缺乏的患者进行精神状况检查的要点。

案例： 58 岁男性患者，身材高大，衣服松垮，胡须长且乱，看起来乱糟糟的，上面还沾了一些面包屑，十分不讲究卫生。这次患者是因为无故与一名路人打架而被警察强制送来医院。途中，患者告诉警察，路人与邻居、同事合伙要谋害他，还把监控器植入他的脑内，所以自己只能"先下手为强"。患者认为有人要害他的证据就是路人看他的眼神很奇怪，还无故碰了他一下。

在整个交谈过程中，患者看起来对他的邻居、同事及医护人员都心存戒备。刚开始，患者拒绝回答任何透露个人信息或行为的问题，一旦被追问，他就会发脾气、砸东西，甚至挥动拳头想打人。当患者独处时，我们能观察到他喃喃自语、无故傻笑，有时凭空交谈、对骂。患者的情绪相对缓和时，能配合交谈，希望医护人员能帮助他把脑袋里的声音关掉，并要求做手术把身上的监控器摘掉。患者说这些声音是在1年半前开始出现的，他每天都能听到邻居、同事窃窃私语密谋害自己。这些声音有时告诉他，他是害群之马，永远不会成功，有时命令他做一些他不想做的事情。患者曾经因此反复追问同事、邻居为何无故针对自己，但他们均不承认。1年前，患者走到家门口时发现邻居打了个喷嚏并以奇怪的方式咧嘴笑，路人也通过挤眼睛、吐口水、踩脚等方式故意嘲讽自己。一天，患者下班回家时发现两个陌生人在他小区外徘徊，于是他怀疑这两个人有不良企图，便上前询问，陌生人表示在等人，但患者坚持认为这只是托词，并威胁说再不走就要报警。

引导学生对患者的精神症状进行分析、概

述，完成诊断性评估，要求学生书写该患者的精神状况检查情况；强调精神分裂症患者一般表现出紧张不安、敏感多疑、警惕性高，与这类患者接触时，注意言行得当，体会他的痛苦，相信患者感受的真实性，但不赞同患者的病态信念或幻觉体验，只关心、不反驳、不评判，保持肯定、接纳的态度，并耐心细致地解释，可适当运用澄清、重构等技术，明确精神症状。

2. 进入精神科病房见习

（1）见习形式。每个班分成 3 个小组，每个小组由 1 名教师带领，通过观摩带教教师对患者进行精神状况检查的过程，以及学生与患者沟通、晤谈及对患者的精神状况检查，使学生更好地掌握晤谈和精神状况检查的技术。

（2）注意事项。学生练习精神状况检查时，态度要认真，并按正确的操作方法练习，着重练习"望""问""测""听"的检查技术。

二、精神症状识别和临床诊断价值

（一）目的

（1）掌握常见感知觉障碍、思维形式与思维内容障碍、情感障碍、动作行为障碍以及自知力的概念、常见类型、临床特点和相应的临床检查与判定方法。

（2）熟悉一些容易引起混淆的症状之间的区别要点。

（3）了解注意障碍、记忆障碍、智能障碍、意志障碍与意识障碍等的临床表现。

（4）了解与不同精神疾病患者接触的方法与注意要点。

（5）能运用症状学知识对具体案例进行分析，注意不同症状间原发与继发关系的判断等。

（二）课时安排

（1）采用翻转课堂的模式，学生分组后通过 PPT、视频、角色扮演等形式在规定的时间内演示本小组负责的内容，并由其他小组提问、发表意见，最后教师点评（1.5 学时）。

（2）进入病房后分组问诊患者，学生总结、汇报患者的症状，由教师点评（1.5 学时）。

（三）内容及要求（学生根据以下案例做演示及分析，可选）

（1）感知觉障碍。

案例：30 岁男性患者，近半年来常听见邻居、同事在耳边对自己品头论足，商量如何对付自己，有时候命令他把自己的手砍掉，但周围其他人都表示听不到。患者还跟医生反映在后脑勺看到邻居偷窃并试图放火毁灭证据。对此，患者自觉愤怒，反复找邻居、同事说要算账。家属反映患者时常自言自语，凭空对骂。

基于案例，重点分析幻觉的临床特点、幻听的分类及鉴别，熟悉感觉障碍、感知综合障碍，注意与幻听患者接触的方式及注意事项。

（2）思维障碍。

案例 1：46 岁男性患者，公务员。近 8 个月来患者逐渐出现疑心重的症状，无端怀疑同事及邻居要谋害自己，反复跟家人说自己人身不安全。

若家人质疑，患者则怀疑家人和邻居及同事串通一气。家人反复解释及保证，患者才勉强相信。后上述症状逐渐加重，如走在大街上被陌生人不小心碰了一下，患者遂怀疑此人是故意为之；在餐馆吃饭时感觉味道不一样，遂认为饭菜是餐馆老板及店员伙同邻居、同事给自己下毒；怀疑妻子与邻居、同事有不正当关系，妻子解释后患者仍半信半疑。

基于案例，分析妄想的特点及分类、原发性妄想与继发性妄想的区别。

案例2：32岁男性患者，两周前开始出现兴奋、话多的现象，其思维敏捷，脑子里的想法一个接着一个涌出来，好像涂了润滑剂。

案例3：22岁青年女性患者，家人诉其3年前开始出现行为幼稚、怪异，以及言语零乱、说话东拉西扯的症状，如"我爱我家""外星人""计算机病毒吃了我"，不知所云。时常傻笑，行为幼稚，突然就地打滚，大喊"我要回家"，而后迅速爬起来，做一个鬼脸。有时会进食土块、纸屑、粪便。

案例4：22岁女性患者，在看到或听到"和平"时，马上想起"战争"，看见或听见"安全"时，便会想到"危险"，诸如此类，自觉无法控制，非常痛苦。

基于以上案例，重点分析常见的思维形式障碍、思维过程障碍、思维内容障碍、思维属性障碍及思维逻辑障碍，熟悉思维障碍的临床分类，以及如何相互鉴别。

（3）情感障碍。

案例1：36岁女性患者，两个月前工作时被领导批评后开始出现忧虑、忐忑不安的情绪，有惶恐感，伴心慌、烦躁、坐立不安等症状。夜间翻来覆去睡不着。3周前开始出现郁郁寡欢、悲观、绝望、自责等不良情绪，觉得对不起家人。稍微活动即疲惫不堪。

案例2：17岁女性患者，学生，平时性格偏内向，1周前开始莫名出现兴奋症状，每天都喜气洋洋，好像全世界都在对自己笑。

基于以上案例，重点分析抑郁及躁狂发作的症状特点，熟悉情感协调性障碍，简述与各类情感障碍患者接触的方法及要点。

（4）意志障碍。

案例1：患者近2年来逐渐变得懒散，少语少动，时常呆坐于电视机旁，不与人交往，孤僻离群，对亲友冷淡，还邋遢，不讲究个人卫生，数天不洗脸、不漱口、不洗澡，需家人反复督促甚至强制执行。对自己前途不关心，也没有什么打算。

案例2：患者男，26岁，精神分裂症患者。近一段时间来，在夸大妄想的支配下常常夜以继日地从事所谓的发明创造，如称要将自来水转化为柴油，要设计登月云梯等。虽然屡屡失败，但患者仍然持之以恒地"工作"。

基于以上案例，对比分析意志增强、意志缺乏、意志减弱、意向倒错等症状。

（5）注意障碍。举例说明注意减退、随境转移。

（6）动作行为障碍。采用视频演示协调性与非协调性精神运动性兴奋、精神运动性抑制的症状，并了解患者的本能行为。

（7）其他。举例说明记忆障碍、意识障碍及智能障碍。

案例：26 岁男性患者。6 年前被同事当众辱骂后，感觉委屈，随后开始整日做事提不起兴趣；精力、体力下降，稍微活动即感疲惫不堪；闷闷不乐，整日唉声叹气；对自己受到的不公平待遇表示愤怒。上述症状持续 6 个月，未治疗，间断工作，不愿面对公司的同事。3 年前无明显诱因下出现兴奋、话多等症状，自我感觉良好，自信心高涨，经常出门找陌生人聊天，话语滔滔不绝，言辞夸大，觉得自己的能力很强，能赚许多钱，小目标是挣 2 亿元，赚了钱后要在当地办一所国际知名的好学校，还要给大西北生活困难的学生捐款。患者精力旺盛，睡眠需求少，每日睡眠时间仅 3 小时，每天坚持快走 3000 米锻炼身体，不觉得疲劳。感觉做事有激情，花钱大手大脚，看到喜欢的物品，不管多少钱都要买，经常因钱不够而向朋友借。一次在市区欲打车回县城，遭司机拒载，患者赖在车上不下来，坚持要求司机送自己回县城，并威胁司机，司机报警后开车到收费站被警车拦下。警察了解情况期间，患者情绪激动，行为冲动，用拳袭警，后由8位警察将其制服，被拘4～5小时，联系其家人后被送至当地医院住院。

以该案例为基础，系统回顾如何对一个精神疾病患者进行精神状况检查，并总结和阐述患者的精神症状。

学生在病房给患者做精神状况检查时，要尊重患者，注意保护患者的隐私，不要做伤害患者的事情，同时也要保护好自己。

三、精神科病历书写规范

精神科病历除具有一般病历的共性外，最主要的特征就是记录患者的异常精神活动。虽然现代医学发展迅速，检测手段多，但对内因性精神病诊断帮助甚微。临床医师主要依靠详尽的病史和全面的精神检查，并通过综合分析做出诊断，因此精神科病历的重要性较其他各科更为突出。与内科病历不同，精神科病历对一些重要的症状可记录患者原话，并避免使用医学术语。在病史记录中，应尽量使用描述性语言，避免出现精神科专业术语。一份好的精神科病历，能让医护人员对患者的精神症状和生活经历有眼见亲临之感。

（一）病史

（1）一般情况。应详细记录病史提供者的姓名、与患者的关系、对病史的了解程度等。

（2）主诉。疾病的主要症状及病程（就诊理由）。

（3）现病史。按照时间先后顺序，层次分明、有条不紊地描述疾病发生、发展过程及临床表现。

① 具体的发病时间。急性起病者容易确定，慢性起病者或病情较长者不容易确定。此时，应仔细追问家属或陪同人所提的"发病时间"及以前的病情，以便分析、判断较确切的发病时间。

② 发病的原因和诱因（包括心理和躯体因素），如有精神刺激因素，应说明其性质和持续时间。

③ 起病形式及早期症状。

④ 根据病情的长短，按时间先后顺序，逐年、逐月、逐日描述患者发病后的主要表现和发病情况。

⑤ 应重点询问患者发病后有无特殊行为，如冲动、伤人、毁物、自杀、拒食、走失等情况，以便采取相应的措施。

⑥ 病后的一般情况，如睡眠、饮食、生活自理情况及工作、学习等能力受影响的程度。

⑦ 向患者或其家属询问患者病后是否就医，并记录诊断和治疗的详细情况。

⑧ 应记录有助于诊断和鉴别诊断的其他资料。

⑨ 注意收集患者病后书写的有关资料，如日记、信件等。

（4）既往史。主要询问以往的健康状况，如疾病史、传染病史、预防接种史、药物过敏史、外伤手术史等。重点询问有无感染、中毒、高热、昏迷、抽搐、脑外伤等情况。如有，应详细记录当时病情的表现及治疗经过，了解患者有无并发症或后遗症，对并发症或后遗症确诊者可直接书写确诊的病名，但应加引号，未确诊者可简述病情。有精神病史者，若与现病史有关，一律在现病史中加以记录。

（5）个人史、月经情况及婚育史（重要）。一般指从其母妊娠期开始到患者住院前整个生活经历，反映患者的生活经历、健康状况、人格特点和目前社会地位等。

① 母孕期情况。营养状况，有无重大生活事件、外伤、滥用药物、中毒、感染、严重躯体疾病或精神疾病等。

② 出生情况。胎次，是否顺产、难产，是否窒息及窒息持续时间。

③ 生长发育情况。喂养方式及身体、智力发育情况。

④ 学习情况。入学年龄、学习情况，以及家庭教育情况。

⑤ 工作情况。参加工作的时间及表现。

⑥ 个性特征。性格内向还是外向。

⑦ 恋爱、婚姻史。恋爱、婚姻情况，夫妻感情情况，配偶的性格特点等。

⑧ 月经情况和生育史。月经初潮年龄，何时停经、闭经，末次月经情况，妊娠、生育情况等。

⑨ 精神刺激因素。估计精神刺激因素与发病的关系。

（6）家族史。

① 家庭成员及其健康情况。

② 家庭经济状况及各成员之间的关系。

③ 父母两系三代中有无近亲婚配、痴呆、癫痫及精神病患者，若有应详细记录症状表现，

并绘出家系图谱。

（二）体格检查

按一般病历要求记录。如无阳性体征，记录可从简。

（三）精神状况检查

1. 仪态及一般表现

（1）外貌与年龄是否相符。

（2）衣着是否整齐，有无过分修饰及异常打扮。

（3）是否举止大方、态度和蔼，有无暴躁、呆板。

（4）对周围环境的接触是否主动，性格是否孤僻，对检查、治疗、护理是否合作。

（5）生活是否能自理。

2. 意识状态

（1）定向力。

① 周围定向力。周围定向力是指对时间、地点、人物等的定向力。

② 自我定向力。自我定向力是指对自身状态的认识。

（2）与周围环境接触的紧密程度，以及精神活动的连续性和完整性。

（3）事后有无遗忘现象。

3. 感知障碍

（1）感觉障碍。有无感觉增强、抑制或其他异常。

（2）知觉障碍。注明知觉障碍的种类，出现的时间与性质。

（3）感知综合障碍。注明感知综合障碍的种类，出现的时间和性质。

4. 思维障碍

（1）思维形式障碍。

① 有无思维联想障碍，语量和语速是否异常，语言表达时有无思维异常。

②有无思维逻辑障碍，推理判断是否合理，有无因果倒置、概念混乱，以及病理性征象等。

（2）思维内容障碍。

① 有无各种妄想症状，如果有，需确定属于何种妄想，内容须仔细记录，如妄想出现的时间、涉及范围、荒谬程度，以及其他病理性信念，

如强迫观念、超价观念或优势观念等。应记录妄想的内容、发展动态及与情感意向活动的关系。

②注意力，分为主动注意力和被动注意力。应确定注意力有无增强或减退，是否涣散或适度。

5. 记忆力

（1）记忆力减退。

① 即刻记忆力。告诉患者一个简单问题，让患者立即复述。

② 近记忆力。让患者回忆近几天或当天所经历的事情。

③ 远记忆力。让患者回忆生平重大事件等。

（2）记忆力增强。

（3）有无遗忘、错构及虚构。

6. 智能

主要靠直接询问患者获得，如一般常识、专业知识、计算力、理解力、分析综合力、抽象力、概括力等。

7. 情感活动

询问患者的主观体验，观察患者的客观表现，以确定患者情感障碍的种类、性质和程度。

客观表现可以根据患者的面部表情、姿态、动作、语气、自主神经反应（如呼吸、脉搏、出汗等）来判定。

（1）占据患者的优势情感是高涨还是低落，是焦虑还是迟钝、淡漠等。

（2）患者的内心情感体验与其他精神活动是否协调。

（3）情感反应与周围环境是否协调。

（4）情感反应的稳定性和深刻性如何。

8. 意志活动与行为动作

（1）意志活动是减退还是增强。主要了解患者病后的行为及其动机。

（2）行为动作。患者有无冲动、毁物、自杀等行为或有无刻板动作、模仿动作、强迫动作等。

9. 自知力

确定患者有无自知力或部分自知力，判断依据为询问患者能否认识到自己的病态表现；患者对自身病态表现的分析和评判能力是否完整和深刻，以及对治疗的态度。

四、精神科病历书写示例

入院记录

姓名：李××   **出生地：**山东省滨州市

性别：女   **职业：**工人

年龄：52 岁   **入院日期：**2015-06-21，10：00

民族：汉   **记录日期：**2015-06-21，12：20

婚姻：已婚   **病史陈述者：**患者配偶

主诉：耳闻人语、疑人害 25 天，总病程 3 年。

现病史：患者 3 年前无明显诱因开始怀疑邻居说她坏话，而且每次见到邻居都感觉到其不怀好意，逐渐发展到怀疑邻居要迫害她，并往其饭菜里投毒，进而发展到怀疑邻居一家及单位同事都想害她。伴烦躁不安，并怀疑别人说她作风有问题，而且当面听到别人恶意中伤她。与邻居、同事关系紧张，因恐惧别人投毒害死自己，遂于 2 年前主动要求病退在家。25 天前患者感受被人迫害的感觉增强，怀疑邻居在自己家安装了窃听器，以便随时监控自己的行为，而且听到邻居把自己的隐私向大众传播，造谣中伤并挑拨自己与丈夫的感情。怀疑邻居把监控到的内容向公安局汇报，公安局要来抓她。患者处于惊恐状态，怀疑公安局要找医生在她脑子里植入一套设备改变其思想和行为。家属发现患者行为语言有异常，遂送其来本院就诊。患者自发病以来饮食、大小便无异常，睡眠稍差，无自杀、冲动和伤人行为。

既往史：既往身体健康，预防接种史随当地。无肺结核、伤寒、肝炎等传染病史，无外伤、手术、输血及药物过敏史，无惊厥、昏迷、抽搐史。

个人史：生于原籍，18岁中专毕业后分配到青岛，无外地居住史。无饮酒嗜好。27岁结婚，夫妻关系和睦，育有一子，身体健康。在家排行老大，有一弟，健康。其母孕期无异常，足月顺产，母乳喂养，幼年生长发育正常。适龄入学，学习成绩中等偏上。一直在单位从事会计工作，工作能胜任。

月经史：现月经仍规律。

病前性格： 内向，无其他嗜好。

家族史： 父亲于 10 年前因心肌梗死病故。母亲健在。否认有家族性遗传病史。

家庭成员：

母：王××，健在。

弟：李××，48 岁，银行职员，性格开朗。

丈夫：刘××，54 岁，工厂技术员，健康，性格内向温和。

子：刘×，青岛大学二年级学生，健康，性格开朗。

体格检查

体温 36.6 ℃，脉搏 80 次 /min，血压 100/75 mmHg。

发育正常，营养中等。神志清，表情淡漠，自主体位，查体尚合作。全身皮肤、黏膜无黄染，浅表淋巴结无肿大。头颅无畸形。眼睑无浮肿，双侧瞳孔等大、等圆，直径约 3 mm，对光反射、调节反射及辐辏反射存在。耳无脓性分泌物。鼻通气良好。口唇轻度发绀，扁桃体不大，咽无充血，伸舌居中。颈静脉无怒张，气管居中，甲状腺不大。胸廓无畸形，双侧触觉语颤对称，未触及胸膜摩擦感及握雪感，叩诊呈清音，双肺呼吸音稍低，未闻及干、湿啰音。心前区无隆起，无心包摩擦感，心界叩诊不大，心率 80 次/min，心律齐，各瓣膜听诊区未闻及杂音。腹部平软，肝、脾肋下未及，全腹无压痛、反跳痛，无移动浊音，肠鸣音正常。肛门、直肠、外生殖器官无异常。脊柱、四肢无畸形，运动无障碍，关节无红肿，无杵状指、趾，双下肢小腿以下呈凹陷性水肿。腹壁反射及二头肌腱、三头肌腱、膝腱、跟腱反射正常，巴宾斯基征、脑膜刺激征阴性。

精神专科检查

1. 一般表现

（1）意识定向。患者自行步入病室，意识清楚，对时间、地点、人物定向力好。

问："今天是几号？"

答："4 月 21 日。"

问："你现在在哪里？"

答："精神病院。"

问："今天谁送你来的。"

答："我丈夫。"

（2）仪表。仪表正常，服饰整洁，能适应病室环境。

（3）注意力。交谈时注意力集中。

（4）言语。言语较多。

2. 感知

连续20多天出现真性言语性幻听，幻听为评论性，声音清晰，患者对幻听毫不怀疑，反应相对平淡，未引出错觉和感知综合障碍。

问："这声音熟悉吗？"

答："不熟悉，都是陌生人。"

问："你当时怎么办？"

答："我听了一段时间，就出来找，结果发现声音是从电视机天线发出来的，而且他们在我家安装了窃听器。"

问："后来呢？"

答："后来我就听到公安局里的人每天都在讲，而且要来抓我。"

问："你丈夫能听见吗？"

答："听不见，他说我是幻觉。"

问："看东西有没有变形？"

答："没有。"

3.情感

患者虽感到正在遭受迫害，但缺乏相应的情感反应，显得很平淡。

问："对这件事你怎么看？"

答："我走自己的路，让别人去说吧。"

问："有没有感到紧张不安？"

答："不紧张。"

问："晚上睡得着吗？"

答："睡得着。"

4.思维

思维连贯，语言通畅。存在被害妄想，内容有被投毒、被侮辱、被窃听、被监视，妄想内容荒谬，多继发于幻听，未引出强制思维。

问："那些人为什么迫害你？"

答："现在想起来我和邻居李 ×× 产生过矛盾，他一直在报复我，在我的饭菜里放毒，造成我慢性中毒。"

问："家里人知道这些事吗？"

答："我丈夫和我哥哥表情很神秘，有时也往我的饭菜里放硝酸盐类毒物，使我容易被他们利用，让我做他们的喉舌，我早看透了。"

问："有没有控制不住想一件事？"

答："没有。"

5. 智能

（1）远事、近事和即刻记忆好。

问："你是哪年来青岛工作的？"

答："1971 年。"

问："今天还有谁送你来？"

答："哥哥。"

问："记一串数字 61730。"

答："61730。"

（2）计算力好。

问："92 减 38 等于多少？"

答："54。"

（3）判断力好。

问："鸡和鸭有什么区别？"

答："嘴巴、爪子不一样。"

（4）有常识。

问："美国现任总统是谁？"

答："是拜登。"

6. 自知力

自知力丧失。

问："你认为自己有病吗？"

答："没病，但住在这安全，饭菜中放毒能被检测出来，我愿意在这住。"

辅助检查

2015年6月21日在门诊行头颅CT检查未发现异常。

病历小结

52岁女性患者，会计，耳闻人语，疑人害25天，总病程3年，首次住院。主要表现为无端怀疑邻居说她坏话，逐步发展到认为邻居一家和单位同事们都想害她，认为邻居在其家安装了窃听器，而且认为公安局也介入了，想抓她等。体检未发现明显阳性体征。精神检查：意识清晰，引出争论性和评价性幻听；存在被害妄想、妄想性回忆、思维被洞悉感等，妄想内容多继发于幻听且荒谬；情感反应平淡，智能粗测正常，自知力丧失。实验室检查：头颅 CT 未见异常。

初步诊断：精神分裂症
精神医学行为能力：缺乏
住院医生：×××
2015 年 6 月 21 日

五、精神科常见疾病诊断要点 ※

1. 精神分裂症

（1）症状特点。患者在意识清晰的基础上（少数急性起病的患者可有意识障碍）持续较长时间出现下述症状应考虑精神分裂症的可能，出现的症状条目越多，诊断的准确性就越高。

① 思维鸣响、思维插入或思维被撤走，以及思维被广播。

② 明确涉及躯体运动，特殊思维、行动，妄想性知觉，感觉的被影响、被控制或被动妄想。

③ 患者感觉他人对自己的行为进行跟踪性评论，或他人之间对自己加以讨论的幻听，或来源于自己身体一部分的其他类型的听觉和幻觉。

④ 与文化不相符且根本不可能的其他类型的持续性妄想，如具有某种宗教或政治身份，或超人的力量和能力（能控制天气，或与另一世界的外来者进行交流）。

⑤ 伴有转瞬即逝的或未充分形成的无明显

情感内容的妄想、伴有持久的超价观念、连续数周或数月每日均出现的任何感官的幻觉。

⑥ 联想断裂或无关的插入语，导致言语不连贯、不中肯或词语新作。

⑦ 紧张性行为，如兴奋、摆姿势，或蜡样屈曲、违拗、缄默及木僵。

⑧ 阴性症状，如显著的情感淡漠、言语贫乏、情感反应迟钝或不协调，常导致社会退缩及社会功能的下降，但必须澄清这些症状并非由抑郁症或抗精神病药物治疗所致。

⑨ 个人行为的某些方面发生显著而持久的总体性质的改变，表现为丧失兴趣、没有目标、懒散、自我专注及社会退缩。

（2）病程特点。精神分裂症大多为持续性病程，仅少数患者在发作间歇期精神状态可基本恢复到病前水平。按照《疾病和有关健康问题的国际统计分类（第十版）》（ICD-10）的诊断标准，首次发作者通常要求在 1 个月及以上时期的大部分时间内确实存在上述症状特点①～④中至少一个；如不能明确判断，则需增加两个或多个症状，即⑤～⑧中至少有两个明确的症状；第⑨个症状特点仅用于诊断单纯型精神分裂症，且要求病期在一年以上。

2. 抑郁症

（1）在 ICD-10 中，抑郁障碍的诊断标准包括 3 条核心症状和 7 条附加症状。3 条核心症状即心境低落、兴趣和愉快感丧失、导致劳累增加和活动减少的精力降低。7 条附加症状，即注意力降低、自我评价和自信降低、有自罪观念和无价值感、悲观并认为前途暗淡、有自伤或自杀的观念或行为、睡眠障碍、食欲下降。

《疾病和有关健康问题的国际统计分类（第十一版）》（ICD-11）的分类首先根据抑郁发作的次数判断，抑郁发作次数分为单次与多次，然后根据其严重程度分为轻度、中度和重度 3 种类型。此外，在中度单次、重度单次、多次抑郁发作中，根据有无精神病性症状进行分类。

① 轻度抑郁。具有至少 2 条核心症状和至少 2 条附加症状，且患者的日常工作和社交活动有一定困难，并对患者的社会功能造成轻度影响。

② 中度抑郁。具有至少 2 条核心症状和至少 3 条（最好 4 条）附加症状，且患者的工作、社交或生活相当困难。

③ 重度抑郁。具备 3 条核心症状和至少 4 条附加症状，且患者的社交、工作和生活功能严重受损。

④ 伴有精神病性症状。符合中度抑郁、重度抑郁发作的诊断标准，并存在妄想、幻觉或抑郁性木僵等症状。妄想一般涉及自罪、贫穷或灾难迫在眉睫的观念，患者自认为对灾难降临负有责任。幻觉多为听幻觉和嗅幻觉，听幻觉常为诋毁或指责性的声音，嗅幻觉多为污物或腐肉的气味。

（2）病程特点。持续至少 2 周，并且存在具有临床意义的痛苦或社会功能的受损。

3. 双相障碍

（1）双相障碍包括躁狂发作、轻躁狂发作、混合发作、抑郁发作。这四种情感障碍发作类型的诊断要点有以下 4 点：

① 躁狂发作。至少 1 周内几乎每天的大部

分时间存在以下所列的任意两种症状：一是以高涨、易激惹、自大为特征的极端心境状态，且不同心境状态之间快速改变；二是活动增多或主观体验到精力旺盛，同时有数条与患者一贯行为方式或主观体验不同的其他临床症状；三是更健谈或言语急迫；四是意念飘忽、联想加快或思维奔逸；五是过度自信或夸大，在伴有精神病性症状的躁狂患者中，可表现为夸大妄想；六是睡眠需求减少；七是注意力分散；八是有冲动或鲁莽行为；九是性欲增强，社交活动或目的指向性活动增多等。

② 轻躁狂发作。症状与躁狂发作一致，与躁狂发作的鉴别点包括不伴精神病性症状、不伴社会功能严重损害、不需要住院治疗。轻躁狂的病程标准在 ICD-11 中为"数日"，《精神障碍诊断与统计手册（第五版）》（DSM-5）则明确为 4 天。

③ 混合发作。至少 1 周内每天的大多数时间躁狂症状与抑郁症状均存在且均突出，或躁狂症状与抑郁症状两者快速转换。

④抑郁发作（详见抑郁障碍诊断部分）。

（2）ICD-11将双相障碍主要分为双相障碍Ⅰ型、双相障碍Ⅱ型和环性心境障碍。

①双相障碍Ⅰ型的诊断要点：至少符合1次躁狂发作或混合发作标准。

②双相障碍Ⅱ型的诊断要点：至少出现1次轻躁狂发作和1次抑郁发作；不符合躁狂发作或混合发作的诊断标准。

③环性心境障碍的诊断要点：长期（持续时间≥2年）心境不稳定，表现为大量轻躁狂期和抑郁期；轻躁狂期的严重程度或病程可能满足或不满足诊断要求；抑郁期的严重程度和病程不满足诊断要求；从未出现稳定的缓解期（持续时间≥2个月）；无躁狂发作或混合发作史。

4. 广泛性焦虑障碍

广泛性焦虑障碍的病程须至少6个月，其诊断要点包括以下3点：

（1）焦虑。以持续、泛化、过度的担忧为特征。这种担忧不局限于任何特定的周围环境，或对负性事件的过度担忧，它存在于日常生活的很多方面，如过分担心未来、感到紧张不安、过度担心自己或亲人患病或发生意外、异常地担心工作出现差错等。

（2）运动性紧张。例如，坐卧不宁、紧张性头痛、颤抖、无法放松等。

（3）自主神经活动亢进。自主神经活动亢进可以涉及多个系统，如消化系统（口干、过度排气、肠蠕动增多或减少）、呼吸系统（胸部压迫感、吸气困难、过度呼吸）、心血管系统（心慌、心前区不适、感觉心律不齐）、泌尿生殖系统（尿频、尿急、勃起障碍、痛经）、神经系统（震颤、眩晕、肌肉疼痛）等。

以上症状的持续存在会对患者的日常生活、工作和学习等造成明显的不利影响。

5. 惊恐障碍

（1）惊恐发作的特点。惊恐发作具有发作的突然性和不可预测性，患者在发作间隙期会担忧再次发作。临床表现如下：

① 精神症状。例如，突然且快速发生的惊慌、恐惧、紧张不安、濒死感、失控感、非真实感、

人格解体或现实解体等。

②自主神经症状。例如，心悸、心慌、呼吸困难、胸痛或胸部不适、出汗、震颤或发抖、窒息或哽噎感、头昏或眩晕、失去平衡感、发冷或发热感、手脚发麻或针刺感、恶心或腹部不适等。惊恐发作通常1小时内，可自行缓解。发作间隙期患者日常生活基本正常，但对惊恐发作有预期性焦虑，可出现回避行为。

（2）惊恐障碍诊断要点。

①1个月内存在几次惊恐发作，或首次发作后因害怕再次发作而产生持续性焦虑长达1个月。

②惊恐发作不局限于任何特定的情境或某一类环境，具有不可预测性。

③惊恐发作时除有强烈的恐惧、焦虑外，还有明显的自主神经症状，如心悸、胸痛、哽咽感、头昏、出汗、发冷、发热等，以及非真实感、濒死感、失控感、人格解体或现实解体等。

④惊恐发作突然开始，迅速达到高峰。

⑤发作间隙期除害怕再次发作外无明显焦虑症状。

⑥ 患者因难以忍受又无法摆脱惊恐发作而感到痛苦，影响日常生活。

6. 强迫症

（1）强迫症是一种以强迫思维和（或）强迫行为为主要特征的精神障碍。

① 强迫思维。强迫思维是指反复出现、持续存在，且不恰当地闯入头脑中的一些想法、表象和冲动。常见的强迫思维包括怕脏、怕给自己和他人带来伤害，要求对称、精确、有序，以及对宗教或道德的关注等。

② 强迫行为。患者感到不得不反复进行的行为或精神活动，这是为了阻止、抵消和控制强迫思维所带来的不适感和焦虑而出现的一些仪式性的反复行为动作。常见的强迫行为包括清洁（如洗手或洗澡）、计数、重复、检查、祈祷、触摸、寻求保障、仪式化的回避等。

③ 强迫意向。在某种场合下，患者出现一种明知与自己心愿相违背的冲动，却不能控制这种意向的出现，因此苦恼不堪。

④ 强迫情绪。强迫情绪是指不必要的担心

和恐惧，这种恐惧是对自己的情绪会失去控制的恐惧，如害怕自己会发疯，会做出违反法律或道德的事。

强迫症患者普遍能够认识到以上的表现都是自己大脑的产物，并且这些表现往往是不合情理或是过度的，但是这种自知力因人而异。自知力在完整、不完整（不确信其症状是否合理）和完全丧失（出现妄想）之间呈现连续模型。

（2）强迫症的诊断要点。患者有强迫思维或强迫行为，或者两者均存在。有明显的痛苦和烦恼，一天花费 1 小时以上进行强迫行为，或明显地干扰了正常的日常活动，并且症状并非由某种药物或躯体情况所致，无法用其他精神障碍的症状解释。

注意事项：需要关注自知力的水平和患者新发或既往的抽动障碍。

7. 躯体症状障碍

（1）躯体症状障碍主要涉及受自主神经支配的器官系统（如心血管系统、呼吸系统、胃肠道系统、肌肉骨骼系统、泌尿生殖系统等），具备以下两个特点：一是以自主神经兴奋的客观体征为基础，如心悸、出汗、脸红、震颤；二是具有非特异性症状，如部位不定的疼痛、烧灼感、沉重感、紧束感、肿胀感等。

症状涉及的器官和系统都缺少器质性病变的证据或无法用所涉及的器质性疾病去解释。常见的症状有以下5点：

① 呼吸循环系统。常见的症状有心悸、胸闷、心前区不适、非劳力性呼吸困难、心因性咳嗽、非心脏性胸痛、过度换气综合征等，症状多种多样、经常变化、反复出现。

② 消化系统。常见的有神经性腹泻、腹痛、频繁稀便、胀气、腹胀、反胃、胃部痉挛等。

③ 肌肉、骨骼系统。常见的有上下肢疼痛、肌肉疼痛、关节疼痛、麻痹感或无力、背痛、转移性疼痛、令人不愉快的麻木或刺痛感。患者对疼痛的描述常常是戏剧化、生动鲜明的。

④ 衰弱症状。注意力不集中、记忆力下降、过度疲劳、头痛、眩晕、慢性疲劳等。

⑤ 其他症状。例如，出汗、震颤、尿频、

排尿困难、呃逆等。

（2）躯体症状障碍诊断要点。

① 存在一种或多种引起痛苦或破坏日常生活的躯体症状。

② 存在与躯体症状的严重程度不符的持续想法或与健康及症状相关的持续高水平焦虑，或投入过多的时间和精力到这些症状和健康的担心上。

③ 任何一个躯体症状可能不会持续存在，有症状的状态持续至少 6 个月。

8. 失眠障碍

失眠障碍的诊断要点包括存在入睡困难、睡眠维持困难或早醒症状；日间疲劳、嗜睡，社会功能受损；上述症状每周至少出现 3 次，持续至少 3 个月。如果病程小于 3 个月可称为短期失眠障碍。

失眠可以作为独立疾病存在（失眠障碍），也可与其他疾病共同存在，或是其他疾病的症状之一。需要进行系统的病史询问、体格检查、失眠相关临床检查以明确失眠的病因和共病障碍。因此，在做出失眠障碍的诊断前，须注意与焦虑、抑郁等精神障碍相鉴别，以及排除其他常见睡眠障碍，如睡眠相关的呼吸障碍、不宁腿综合征、睡眠 – 觉醒昼夜节律障碍、睡眠不足综合征等。

9. 急性应激障碍

（1）急性应激障碍的诊断主要依靠创伤事件、临床特征，以及实验室检查及其他辅助检查多（无）阳性发现。

临床上对急性应激障碍的诊断必须评定 3 个症状群，即创伤经历的重现、回避或麻木、过度警觉。另外，诊断急性应激障碍还必须满足一个重要条件，即在创伤事件发生时或发生之后，患者可能出现的分离症状。急性应激障碍在创伤事件后症状应持续最少 3 天。因此，创伤事件后症状持续 3 天至 4 周可做出诊断。如果经历创伤事件 1 个月后症状还存在，则符合创伤后急性应激障碍的诊断。

（2）急性应激障碍诊断要点。

① 有严重的精神创伤事件。

② 在若干分钟至若干小时发病。

③ 主要有闯入性创伤再体验、回避、警觉

性增高、分离症状。

④ 社会功能严重受损。

⑤ 满足症状标准并至少持续 3 天至 1 个月。

10. 创伤后应激障碍

创伤后应激障碍的诊断要点：

（1）一种（或多种）方式暴露于实际的或被威胁的死亡、严重的人身伤害或性暴力。

（2）以生动的闯入性记忆、闪回或噩梦的形式，重新体验当时的创伤性事件。通常伴随着强烈的情绪反应，特别是紧张、恐惧，以及强烈的躯体不适。

（3）回避想起创伤性事件，或避免相关的活动、情境或人物。

（4）持续警觉当前所谓的威胁，如对意想不到的声音或刺激出现惊跳反应、烦躁、失眠噩梦、注意力不集中等。

（5）症状持续超过 1 个月，并导致家庭、社会、学习、职业功能或其他重要功能严重损害。

六、精神科常用治疗措施 ※

1. 药物治疗

（1）精神药物治疗的原则。

① 个体化用药。制订治疗方案时需要考虑患者的性别、年龄、躯体情况、是否同时使用其他药物、首发或复发、既往对药物的反应等多方面因素，再决定选择药物和剂量，还要根据患者用药后的反应随时调整药物和剂量。

② 靶症状和药物选择。由于临床表现的多样性，患者处于不同的病期其症状表现也不同。同一类的精神药物在作用上也有一定的差异。例如，抗精神病药物中有些对阳性症状作用较强，有些对阴性症状或认知改善作用突出；抗抑郁药物中有些镇静作用较强，有些提高情绪的作用突出。因此，在选择用药时需要分析患者的临床特点，优先选择针对性强的药物，以期获得较好的治疗反应。

③ 用药方式及剂型选择。自愿治疗的患者

可选择口服常释剂型，依据半衰期不同可日服1次或多次。对兴奋躁动或治疗不合作的患者，以及吞咽困难的儿童、老年患者可选择口服水剂、口腔崩解片、注射针剂。某些需要长期维持治疗的患者，特别是精神分裂症患者行长效注射针剂是较好的选择。

④ 疗效与安全性的综合评估和治疗方案修订。精神药物的不良反应、安全性是非住院治疗患者首要考虑的问题。病情严重（特别是兴奋躁动、攻击性强或有严重自伤、自杀行为）的患者需考虑起效迅速和疗效好的药物。患者开始精神药物治疗后，需要密切观察其反应，并随时根据治疗反应和副作用调整药物剂量和对症处理不良反应，甚至要更换药物品种以避免产生严重不良反应，以免影响患者对药物的耐受性和依从性。

（2）抗精神病药物。

① 第一代抗精神病药物又称典型抗精神病药，根据其作用和特点分成两大类，第一类为低效价抗精神病药物，如对 D_2 受体的选择性较低、临床治疗剂量大、镇静作用强、对心血管系统影

响大、对肝脏毒性大、抗胆碱能作用强、锥体外系不良反应（EPS）相对较轻的药物。主要有氯丙嗪、硫利达嗪、舒必利等。第二类为高效价抗精神病药物，如对 D_2 受体选择性高，临床治疗剂量小，对幻觉、妄想等精神病性症状的治疗作用强而镇静作用较弱，对心血管系统影响较小，对肝脏毒性低而 EPS 较强的药物。主要有氟哌啶醇、奋乃静、三氟拉嗪、氟奋乃静、氟哌噻吨等。

② 第二代抗精神病药物又称非典型抗精神病药、新型抗精神病药。根据药理作用特点可分为以下 4 类：

a. 5-HT 和多巴胺受体拮抗剂（SDAs）类抗精神病药，主要阻断 D_2 受体、5-HT$_2$ 受体，可改善精神病患者的阳性症状，并稳定情感症状。因在特定脑区引起多巴胺（DA）释放，从而降低药物对 D_2 受体在不同 DA 通路的阻断作用，减轻了单纯阻断 D_2 受体导致的 EPS，也不加重阴性症状，并改善认知症状和情感症状。常见药物有利培酮、齐拉西酮、鲁拉西酮等。

b. 多受体阻断作用的药物。此类药物对中枢神经系统多种神经递质受体有阻断作用，主要是对 5-HT$_2$ 和 D$_2$ 受体的阻断，具有较强的治疗精神分裂症多维症状的疗效，但对多种与疗效无关的受体（如 H$_1$、M$_1$、α$_1$）的阻断作用可导致多种副作用，如过度镇静、体重增加、糖脂代谢紊乱等。此类药物主要有氯氮平、奥氮平、喹硫平等。

c. DA D$_2$ / D$_3$ 受体拮抗剂。此类药物的主要代表为氨磺必利，其药理作用是能选择性的与边缘系统 D$_2$ / D$_3$ 受体结合，不与 5-HT 能受体和其他受体结合。高剂量的氨磺必利主要阻断边缘系统 DA 能神经元，能缓解精神分裂症的阳性症状，且 EPS 的发生率较低；低剂量的氨磺必利主要阻断突触前 DA D$_2$ / D$_3$ 受体，从而缓解阴性症状。

d. DA 部分激动剂或 DA 稳定剂类抗精神病药物。这类药物通过其独特的作用机制对额叶皮质 DA 活动降低的通路产生对 DA 功能的激活作用，同时对中脑边缘系统 DA 功能过高的通路产生对 DA 活动的抑制作用，从而达到治疗精神分裂症阳性和阴性症状的效果，且不易产生 EPS 和升高催乳素。此类药物的代表为阿立哌唑。

（3）抗抑郁药。

根据药物的作用机制可将抗抑郁药分为以下9类：

① 选择性 5-HT 再摄取抑制剂（SSRIs），如西酞普兰、艾司西酞普兰、氟西汀、氟伏沙明、帕罗西汀、舍曲林等，主要不良反应为胃肠道不适、坐立不安、眩晕、头痛、失眠、镇静、激越、震颤、性功能障碍等。

② 5-HT 与去甲肾上腺素再摄取抑制剂（SNRIs），代表药物有文拉法辛、度洛西汀，此类药物具有 5-HT 和去甲肾上腺素（NE）双重摄取抑制作用，高剂量时对 DA 摄取有抑制作用。对 M_1、H_1、α_1 受体作用轻微，相应不良反应亦少。躯体症状伴有疲乏和疼痛的患者及 SSRIs 治疗无效者可应用 SNRIs 治疗。SNRIs 对焦虑障碍、强迫症亦有效。度洛西汀可治疗老年抑郁症及广泛性焦虑障碍。不良反应与 SSRIs 类似，文拉法辛可引起剂量依赖性高血压。

③ 去甲肾上腺素能和特异性 5-HT 能抗抑郁药（NaSSAs），代表药物为米氮平，常见的不

良反应有口干、便秘、食欲增加、体重增加、镇静、头晕、多梦等。

④ 去甲肾上腺素及 DA 再摄取抑制剂（NDRIs），代表药物为安非他酮，常见的不良反应有头痛、失眠、恶心和上呼吸道不适，有可能引起兴奋、激越及易激惹。不良反应大多与 DA 水平升高有关，少数患者可能出现幻觉和妄想等精神症状，严重的不良反应为癫痫。

⑤ 5-HT 阻滞和再摄取抑制剂（SARIs），代表药物为曲唑酮，其镇静和抗焦虑作用比较强，但没有 SSRIs 类药物常见的不良反应，特别是对性功能没有影响。

⑥ 褪黑素能激动剂及 5-HT$_2$C 受体拮抗剂，如阿戈美拉汀，常见的不良反应有头晕、感觉异常、视物模糊，以及血清转氨酶的升高。在治疗前及治疗中应定期检测转氨酶水平。

⑦ 选择性去甲肾上腺素再摄取抑制剂（NRIs），代表药物为瑞波西汀，主要不良反应有口干、便秘、出汗、失眠、激越、尿潴留及剂量依赖的低血压等。

⑧ 三环类抗抑郁药（TCAs），如阿米替林、多塞平、马普替林等。

⑨ 单胺氧化酶抑制剂（MAOIs），如吗氯贝胺等。

⑩ 植物提取类抗抑郁药，代表药物为圣约翰草（贯叶连翘），用于治疗轻度、中度的抑郁症。

（4）心境稳定剂。

① 锂盐。

a. 适应证。锂盐对急性躁狂发作及双相障碍抑郁发作都有治疗和预防作用；对分裂情感性精神障碍及精神分裂症的激越和兴奋躁动都有增效作用；对单相抑郁急性发作并用抗抑郁治疗效果欠佳的患者也具有增效作用；对血管性头痛和中性粒细胞减少症也有效。

b. 禁忌证。急慢性肾炎、肾功能不全、严重的心血管疾病、重症肌无力、妊娠前 3 个月，以及低钠、低盐饮食者禁用，帕金森病、癫痫、糖尿病、甲状腺功能低下、神经性皮炎患者慎用。

c. 用法及用量。起始剂量为 250 mg，每日 2 ～ 3 次，后逐渐加大剂量，有效剂量范围为每天 1000 ～ 1800 mg，起效时间为 10 ～ 21 天，6 ～ 8 周可完全缓解。有效血锂浓度为 0.6 ～ 1.2 mmol/L，超过 1.4 mmol/L 将出现中毒反应，特别是老年及有器质性疾病的患者容易出现中毒症状。

d. 不良反应。例如，共济失调、构音困难、谵妄、震颤、记忆力下降、多尿、烦渴、腹泻、恶心、体重增加、皮疹、白细胞增多等。严重的不良反应有肾损害、肾源性糖尿病、心律不齐、心血管改变、心动缓慢、低血压、心电图 T 波低平或倒置，罕见癫痫发作。出现震颤时可加用普萘洛尔 10 ～ 20 mg，每日 2 ～ 3 次。

②抗癫痫药。

a. 丙戊酸盐类药物。常用的有丙戊酸钠、丙戊酸镁及丙戊酸钠缓释剂。丙戊酸盐类药物对躁狂发作的疗效与锂盐相似，对伴有混合特征的双相障碍、快速循环型的双相障碍及锂盐治疗无效的患者效果更好。严重肝脏和胰腺疾病者慎用，妊娠期妇女禁用。丙戊酸钠缓释剂初始剂量为每天 500 ～ 750 mg，分 2 次服用，随后缓慢加量，4 天后增加到每天 1000 ～ 1500 mg，有效剂

量范围为每天 800 ～ 1800 mg，有效血药浓度为
50 ～ 120 pg/L。常见的不良反应有镇静、震颤、
头晕、共济失调、头痛、腹痛、恶心、呕吐、腹泻、
食欲降低、便秘、体重增加、秃发症（罕见）、
脂质调节异常等。严重的不良反应有罕见的肝脏
毒性和胰腺炎。

b. 卡马西平。卡马西平对急性躁狂发作和预
防躁狂发作有效，对快速循环双相障碍、锂盐治
疗无效或不能耐受锂盐不良反应的患者均有效。
初始剂量为每天 400 mg，分 2 次服用；常用剂量
为每天 400 ～ 1200 mg。常见的不良反应有过度
镇静、头晕、意识障碍、头痛、恶心、呕吐、腹泻、
视力模糊、良性白细胞减少症及皮疹。严重的不
良反应有剥脱性皮炎、罕见的再生障碍性贫血、
粒细胞缺乏症。治疗前及治疗期间必须监测血常
规。有骨髓抑制的患者及妊娠期妇女禁用。有肾
脏疾病的患者必须减量，肝功能损害和心脏功能
损害的患者慎用。

c. 拉莫三嗪。拉莫三嗪对双相障碍抑郁发作
的疗效明显优于躁狂发作，适用于双相障碍抑郁

发作的急性期及维持期、快速循环型双相障碍和伴有混合特征的双相障碍的治疗。该药很少诱发躁狂、轻躁狂发作或快速循环型双相障碍。起始剂量为每天 25 mg，随后缓慢加量，有效剂量为每天 200 mg，最高剂量为每天 400 mg，分 1 ～ 2 次服用。与丙戊酸钠或曲唑酮合用时滴定剂量减半，因为这两种药物会减缓拉莫三嗪的清除效果。常见的不良反应有头晕、头痛、视力模糊或复视、共济失调、恶心、呕吐、失眠、疲倦和口干。可引起危及生命的皮疹，包括 Stevens–Johnson 综合征、中毒性表皮坏死松解症。

③ 钙通道拮抗剂，也被称为心境稳定剂的增效剂，如维拉帕米、尼莫地平等。

④ 第二代抗精神病药物，如利培酮、奥氮平、喹硫平、齐拉西酮及阿立哌唑等，具有稳定心境的作用，喹硫平单独使用可治疗双相障碍抑郁发作。

（5）抗焦虑药。

抗焦虑药具有消除或减轻紧张、焦虑、惊恐和镇静、催眠的作用，主要用于治疗广泛性焦虑障碍和惊恐障碍，也可与其他药物合用治疗其他精神障碍伴随的焦虑症状，主要有以下几类：

①苯二氮䓬类药物。

a. 氯硝西泮。氯硝西泮是抗焦虑、抗癫痫药物。适应证为伴或不伴广场恐惧的惊恐发作焦虑障碍、急性精神病和失眠。常见的不良反应有嗜睡、疲乏、抑郁、头晕、共济失调、言语迟缓、记忆力下降等。严重的不良反应为呼吸系统抑制。

b. 地西泮。地西泮是抗焦虑、抗癫痫药物。适应证为焦虑障碍、急性激越、酒精戒断中的急性震颤谵妄和幻觉状态、由局部病变所致的骨骼肌阵挛、由上运动神经元病变所引起的痉挛状态、手足徐动症、失眠等。常见的不良反应有嗜睡、疲乏、头晕、共济失调、言语迟缓、记忆力下降等。严重的不良反应有呼吸系统抑制、肝肾损害。

c. 阿普唑仑。阿普唑仑是抗焦虑药。适应证为广泛性焦虑障碍、惊恐障碍、抑郁症伴随的焦虑、经前紧张综合征、肠易激综合征和其他与焦虑有关的躯体症状、失眠、急性躁狂等。常见的不良反应有镇静、疲乏、衰弱、抑郁、头晕、言语迟缓、记忆力下降。严重的不良反应有呼吸系统抑制，特别是与中枢神经系统抑制剂过量使用时不良反应更明显。

d. 劳拉西泮。劳拉西泮是抗焦虑药、抗癫痫药。适应证有焦虑症，惊恐发作，抑郁症伴随的焦虑、失眠，酒精戒断性精神病，急性躁狂（辅助用药）及急性精神病（辅助用药）。常见的不良反应有嗜睡、疲乏、头晕、共济失调、记忆力下降。严重的不良反应有呼吸系统抑制。

e. 奥沙西泮。此药物的适应证为焦虑障碍、急性激越、酒精戒断中的急性震颤谵妄和幻觉状态、由局部病变所致的骨骼肌阵挛、由上运动神经元病变所引起的痉挛状态、手足徐动症、失眠等。该药是地西泮的主要代谢产物。不良反应与地西泮类似，如嗜睡、共济失调等，不良反应较小，减量或停药后可自行消失。罕见不良反应有皮疹、白细胞减少。适用于老年人或肝肾功能不良者。

② 5-HT 部分激动剂。5-HT 部分激动剂与5-HT 受体结合，对突触后的部分激活作用可减少 5-HT 的神经传递，从而发挥抗焦虑作用；

对突触前 5-HT 自身受体的部分激活作用可促进 5-HT 从突触前的释放并发挥抗抑郁作用。代表药物是丁螺环酮，同类还有坦度螺酮、伊沙匹隆、吉吡隆。丁螺环酮的适应证为焦虑障碍、抑郁焦虑混合状态和难治性抑郁。常见的不良反应有头晕、头痛、神经质、镇静、兴奋、恶心、静坐不能。严重肝肾损害者禁用。

③ β 受体阻滞剂。主要用于解除焦虑症的各种躯体症状，如心悸、震颤、心动过速等。代表药物为普萘洛尔。

④ 有抗焦虑作用的抗抑郁药。SSRIs 类、SNRIs 类、SARIs 类和 NaSSAs 类抗抑郁药都有良好的抗焦虑作用。

⑤ 有抗焦虑作用的非典型抗精神病药。喹硫平及奥氮平可有效缓解焦虑症状，常作为增效剂用于焦虑障碍的治疗。

2. 心理治疗

（1）心理治疗概述。

心理治疗是由经过专业训练的治疗师，通过谈话和运用心理治疗的有关理论和技术，与患者建立良好的治疗关系，同时治疗患者心理障碍和精神痛苦的过程。心理治疗的目的在于消除或缓解患者的心理障碍、解决行为问题，促进其人格向健康、协调的方向发展。

心理治疗的技术和策略是多种多样的，不同的治疗者会选择不同的治疗方式，但几乎所有类型的心理治疗都涉及建立咨访关系、交流和对话，从而辨识并解决患者不适合的想法和行为。

心理治疗按治疗的形式可分为个人治疗、夫妻治疗、家庭治疗、沙盘游戏治疗、团体治疗等。

当前常用的心理治疗方法有认知疗法、行为疗法、认知行为疗法、心理动力学疗法、辩证行为疗法、接纳承诺疗法、人本主义疗法等。

（2）心理治疗可以干预的方面。减轻或改善精神疾病的症状和受损的功能；改变患者不适合的想法、行为或关系；在危机、困难时期或长期损害功能时为患者提供支持；增强患者改变行为的能力（如减肥、戒烟、戒酒或增加对药物治疗的支持）；帮助患者改善人际关系问题；促进家庭成员的合作。

患者在心理治疗中的获益程度，因其问题的严重性、复杂性或患者本人对于改变的迫切程度，以及在每个个案中提供的特殊治疗而有所不同。患者和治疗师需共同为治疗设定现实目标，并定期评估这些目标是否达到。如果在治疗计划时限内没有改善，应评估干预措施的可行性和适用性，以及患者的治疗意愿，随后调整干预的方式，同时考虑其他的临床选择。

（3）禁忌证。禁忌证意味着患者本身存在某些不适合使用该治疗方式的疾病。在心理治疗中没有绝对的禁忌证，但会有特定治疗模式的相对禁忌证，如心理动力学治疗的禁忌证不一定是认知行为治疗的禁忌证。这取决于治疗关系及所使用的治疗方式和患者的匹配程度。无论什么禁忌证，都有可能不全面或普遍一致。

以下列举一些可能与所有类型的精神疾病治疗方式有关的禁忌证，如精神症状急性期、严重的自杀行为、躁狂发作、器质性脑病等，持续使用非法药物或滥用酒精、没有动力接受治疗且不相信改变是可能发生的患者也不宜接受治疗。

以上所有的情况表明，患者在特定的条件下无法接受治疗，可能需要考虑另一种更合适的治疗方法。

3. 精神科物理治疗

（1）改良电痉挛治疗。

电痉挛治疗（electroconvulsive therapy，ECT），临床上称为电休克治疗，是以一定量的电流通过大脑，导致大脑皮层癫痫样放电，同时伴随全身抽搐，使患者产生暂时性意识丧失，从而达到治疗目的的一种方法。在使用镇静药和肌松剂使患者意识消失后进行的电休克，称为改良电休克治疗（modified electroconvulsive therapy，MECT）。

① 选择 MECT 应遵循的原则。

a. 若患者存在危及生命的精神症状，则应当首选 MECT，如具有自杀行为的重度抑郁发作。

b. 药物治疗无效、效果不理想或不能耐受药物不良反应的精神障碍（如精神分裂症和情感性精神障碍）及部分器质性精神障碍（如帕金森病伴发的抑郁发作或精神病性症状等）可选择 MECT。

c. MECT 可以参与联合治疗。躁狂发作、紧张型精神分裂症、伴有强烈情感症状的精神分裂症、精神分裂症急性期等，可在药物治疗的同时，将 MECT 作为联合治疗的首选方案。

② 紧急适应证。例如，严重的自伤、自杀企图、自责、木僵、精神病性症状或特定疾病（如怀孕时发生的严重抑郁障碍）。

③ 一般适应证。

a. 抑郁障碍伴强烈自伤、自杀企图及行为，有明显自责、自罪情况者为首选。

b. 精神分裂症处在急性病程、具有分裂情感性症状或紧张症表现者，抗精神病药物无效或效果较差者，有明显拒食、违拗、紧张性木僵和典型精神病性症状者为首选。

c. 躁狂发作。原发性躁狂发作伴兴奋、躁动、易激惹、极度不配合治疗者为首选。

d. 药物治疗无效或无法耐受的其他精神障碍者，如焦虑障碍、焦虑色彩突出的强迫症、人格解体综合征、冲动行为突出的反社会人格障碍患者等。

e.顽固性疼痛，如躯体化障碍、幻肢痛等患者。

④ MECT 无绝对禁忌证，相对禁忌证有颅内高压性疾病，如大脑占位性病变、颅内新近出血、颅脑新近损伤、脑组织炎性病变及其他增加颅内压的病变，其中脑肿瘤和脑动脉瘤尤应注意，因为在治疗中可使原有的高颅压骤然增加，易导致脑出血、脑组织损伤或脑疝形成；严重的肝肾功能障碍、严重的营养不良等造成血清假性胆碱酯酶水平下降或先天性酶缺乏者，这些患者在治疗中容易导致肌松药作用的时间延长，发生迁延性呼吸停止的概率较高；严重的心血管疾病，如原发性高血压、高血压性心脏病、主动脉瘤、严重的心律失常及心功能不全等；严重的肾脏疾病（如嗜铬细胞瘤）；严重的呼吸系统疾病；严重的青光眼和视网膜剥离疾病；严重的消化性溃疡；新近或未愈的大关节疾病等；急性、全身性、感染性疾病，中度以上发热；正在服用含有利血平药物的患者，此类患者在治疗过程中可能会出现血压下降；对静脉诱导麻醉、肌松药物过敏的患

者；存在全身麻醉危险因素的患者。

（2）重复经颅磁刺激治疗。经颅磁刺激（transcranial magnetic stimulation，TMS）是基于电磁感应与电磁转换原理，用刺激线圈瞬变电流产生的磁场穿透颅骨，产生感应电流，刺激神经元引发的一系列生理、生化反应。作为非侵入性刺激技术，TMS作用于人脑引起神经活动的改变，可检测到运动诱发电位、脑电活动变化、脑血流、代谢和大脑功能状态改变。其微观作用包括细胞膜电位、动作电位、神经递质、受体、突触、神经可塑性发生变化。

① TMS模式分类。

a. 单脉冲刺激。刺激皮层拇指运动区，用于测定运动诱发电位、测定治疗能量或运动皮层功能障碍定量评估。

b. 成对脉冲刺激。同一个线圈在数十毫秒内先后发放2个脉冲，刺激同一脑区或2个不同线圈刺激不同脑区。常用于皮层兴奋性评估。

c. 重复脉冲刺激。按照固定频率连续发放多个脉冲的刺激模式。通常用于临床治疗和暂时性兴奋或抑制特定皮层功能区域。具体频率参数设置依治疗或研究目的而定。

　　d. 爆发模式脉冲刺激。将一种固定频率脉冲嵌套在另一种固定频率脉冲中的刺激模式。常用的爆发模式有爆发式脉冲刺激（theta burst stimulation，TBS），是将 3 个连续 50 赫兹脉冲嵌入 5 赫兹脉冲中。TBS 序列分为两种，一种是连续爆发式脉冲刺激（continuous theta burst stimulation，cTBS）抑制皮层功能，另一种是间断爆发式脉冲刺激（intermittent theta burst stimulation，iTBS）。通常刺激 2 秒，间隔 8 秒，兴奋皮层功能。

　　② TMS 治疗评估及风险。TMS 治疗前评估：患者头颅或体腔内是否存在金属磁性物质（电子耳蜗、部分心脏起搏器等植入性医疗产品）；是否服用诱发癫痫或惊厥发作风险的药物。

　　TMS 治疗风险：可能导致癫痫、惊厥、头皮刺痛并有灼热感、听力损害。

　　高频刺激有诱发癫痫或抽搐发作风险，但低频刺激可以用于抗癫痫治疗。12 岁以下患者佩戴耳塞可以最大程度避免噪声对听力的损害。

③ TMS 治疗指南见表 1。

表 1　TMS 治疗指南

推荐等级	适应证		方案指导
A 级（疗效确切）	抑郁症		（8 字 型 或 H1 型线圈）高频刺激左 DLPFC
	神经性疼痛		高频刺激疼痛对侧 M1 区
	亚急性脑卒中（改善手运动功能）		低频刺激健侧 M1 区
B 级（疗效可信）	帕金森病	改善抑郁症状	高频刺激左 DLPFC
		改善运动功能	高频刺激双 M1 区
B 级（疗效可信）	创伤后应激障碍		高频刺激右 DLPFC
	亚急性脑卒中（改善运动功能）		高频刺激患侧区 M1
	慢性脑卒中（改善非流利性失语）		低频刺激右额下回

续表

推荐等级	适应证		方案指导
B 级（疗效可信）	抑郁症		低频刺激右 DLPFC
			低频（或 cTBS）刺激右 DLPFC 联合高频（或 iTBS）刺激左 DLPFC
	纤维肌痛	改善生活质量	高频刺激左 M1 区
		改善疼痛	高频刺激左 DLPFC
	多发性硬化（下肢痉挛）		iTBS 刺激下肢运动区
C 级（疗效可能）	复杂区域性疼痛综合征 I 型		高频刺激疼痛对侧 M1 区
	强迫症		低频刺激右 DLPFC
	物质成瘾（戒烟）		高频刺激左 DLPFC
	早期阿尔茨海默症（轻度认知障碍）		高频刺激多靶区
	慢性耳鸣		低频刺激左 TPC
	癫痫		低频刺激癫痫病灶
	亚急性脑卒中偏侧忽视		cTBS 刺激健侧后顶叶

续表

推荐等级	适应证		方案指导
C 级（疗效可能）	精神分裂症	改善幻听	低频刺激左 TPC
		改善阴性症状	高频刺激左 DLPFC
	慢性脑卒中（改善手运动功能）		低频刺激健侧 M1 区
可期待	意识障碍		高频刺激 DLPFC 或 M1 区
	运动性失语		高频刺激左额下回
	肌张力障碍		cTBS 刺激小脑
	慢性脑卒中（改善运动功能）		低频刺激小脑

注：表中未做出推荐的方案，不代表临床无效，只说明目前证据尚不充分。DLPFC 为前额叶背外侧区，M1 为原始运动皮层，TPC 为颞顶叶。

七、心理评估常用工具 ※

心理评估包括定式评估、半定式评估及非定式评估。定式评估通常是指评定量表。评定量表是用于量化观察中所得印象的一类测量工具。它将用标准化检查所获得的资料用数值表示，以使主观成分减到最小，这样同一个量表可适用于不同社会文化背景下的不同检查者，并可适用于不同的群体。

心理评定量表按评定者性质可分为自评量表（由受评者自己评定）和他评量表（由受过专门训练的心理工作者及精神科医师评定）。

精神科常用量表有以下 9 种：

（1）汉密尔顿抑郁量表（Hamilton depression scale，HAMD）由 Hamilton 于 1960 年编制，是临床上评定抑郁状态时使用最普遍的他评量表，评定的时间范围通常指评定前 1 周内的全部信息。

常用版本包括 24 个条目，由经过训练的评定人员对被评定者进行检查，一般采用交谈与观察方式，待检查结束后进行评分。HAMD 的大部分项目采用 0 ～ 4 分的 5 级计分法，得分越高，病情越重。总分低于 8 分，没有抑郁症状；超过 20 分，可能是轻度到中度的抑郁；超过 35 分，可能为严重抑郁。

（2）汉密尔顿焦虑量表（Hamilton anxiety scale，HAMA）由 Hamilton 于 1959 年编制，也是精神科应用较为广泛的由专业人员评定的他评量表之一，主要用于评定患者焦虑症状的严重程度，评定的时间范围通常指评定前 1 周内的全部信息。该量表包括 14 个条目，分数越高，病情越重。得分小于 7 分，没有焦虑症状；超过 7 分，可能有焦虑；超过 14 分，肯定有轻度焦虑（14 分为焦虑症状的分界值）；超过 21 分，肯定有明显焦虑；29 分以上，可能为严重焦虑。

（3）抑郁自评量表（self-rating depression scale，SDS）由 William W.K.Zung 于 1965 年编制，用于衡量抑郁状态的轻重程度及其在治疗中的变化，是由 20 个条目组成的自评量表。评定的时间范围通常指评定前 1 周内的全部信息。SDS 采用 4 级计分法，其中 10 个条目是正向计分，剩余 10 个条目是反向计分。总分为各项目得分之和，总分乘 1.25，取整数部分，即为标准分。SDS 标准分的分界值为 53 分。53 分以下无抑郁，53～62 分为轻度抑郁，63～72 分为中度抑郁，72 分以上为重度抑郁。抑郁严重度指数则以 SDS 总分除以 80，指数范围为 0.25～1，指数越高，抑郁程度越重。在 0.50 以下无抑郁，0.50～0.59 为轻微至轻度抑郁；0.60～0.69 为中度至重度抑郁；0.70 以上为重度抑郁。

（4）焦虑自评量表（self-rating anxiety scale，SAS）由 William W.K.Zung 于 1971 年编制，用于衡量焦虑状态的轻重程度及其在治疗中的变化，适用于具有焦虑症状的成年人。评定的时间范围通常指评定前 1 周内的全部信息。SAS 由 20 个条目组成，其结构形式及评定方法均与 SDS 相似，其中有 5 个条目为反向计分。SAS 总分为各个项目得分之和，总分乘 1.25，取整数部分，即为标准分。分数越高，焦虑越明显。SAS 标准分的分界值为 50 分，50 分以下无焦虑，50～59

分为轻度焦虑，60 ～ 69 分为中度焦虑，69 分以上为重度焦虑。

（5）90 项症状自评量表（symptoms checklist 90，SCL-90）由美国的德罗盖提斯于 1975 年编制。SCL-90 是由 90 个条目组成的自评量表，用于评定受评定者的精神状态，如思维、情感、行为、人际关系、生活习惯及精神病性症状等，可用于评定不同群体的心理卫生水平，是当前使用最为广泛的精神障碍和心理疾病门诊检查量表。评定的时间范围通常指评定前 1 周内的全部信息。评定标准：每一个条目均为 0 ～ 4 分的 5 级评分，得分越高，症状越严重。总分 70 分为临床界限，超过 70 分说明受测评者可能存在某种心理障碍。总平均分是将总分除以 90。阳性项目数是指评分为 1 ～ 4 分的项目数，每一种心理问题的阳性因子个数大于 2，则说明心理存在问题。

SCL-90 包括 9 个因子，即躯体化、强迫症状、人际关系敏感、抑郁、焦虑、敌对、偏执、恐怖、精神病性，通过因子分可了解症状分布特点。因子分等于组成某一因子的各项目总分除以组成该因子的项目数。任一因子分超过 1 分为阳性，说明可能存在该因子所代表的心理障碍。

（6）简明精神状态检查量表（mini-mental state examination，MMSE）常用于中度到重度痴呆患者的筛查与评定。该量表共 30 个条目，最高分 30 分，得分越低，表示症状越严重。分数在 27 ～ 30 分为正常，分数低于 27 分为认知功能障碍。痴呆划分标准：文盲 ≤ 17 分，小学程度 ≤ 20 分，中学程度（包括中专）≤ 22 分，大学程度（包括大专）≤ 23 分。

（7）阳性和阴性精神症状评定量表（positive and negative syndrome scale，PANSS）是为评定不同类型精神分裂症症状的严重程度而设计的标准化的评定量表，由简明精神状态检查量表和精神病理评定量表合并改编而成。PANSS 主要用于成年人，评定精神症状的有无及各项症状的严重程度；区分以阳性症状为主和以阴性症状为主的精神分裂症。PANSS 的组成有阳性量表 7 项、阴性量表 7 项和一般精神病理量表 16 项，共 30 项，及 3 个补充项目评定攻击危险性。PANSS 的每个项目都有具体的7级评分标准，1分表示无症状，7分表示极重度。分数越高，表示症状越严重。评定的时间范围通常指评定前1周内的全部信息。

①　阳性量表分：组成阳性量表的7项得分总和。可能得分范围是7～49分。

②　阴性量表分：组成阴性量表的7项得分总和。可能得分范围是7～49分。

③　一般精神病理量表分：组成一般精神病理量表的16项得分总和。可能得分范围是16～112分。

④　复合量表分：阳性量表分减去阴性量表分。可能得分范围是−41～42分。

⑤　总分（粗分）：30项得分总和，3个补充项目一般不计入总分。

⑥　标准分（T分）：根据粗分查常模表获得。量表作者提供的常模样本为40例《精神疾病诊断和统计手册（第三版）》（DSM－Ⅲ）诊断明确的精神分裂症患者。年龄18～68岁，平均33.1岁。总病程10.7±8.9年。男性179例、女性61例；黑人106例、白人60例；西班牙裔

74 例。

⑦ 症状群分：症状群分为组成症状群的项目得分之和。量表作者归纳了有 6 组症状群：反应缺乏，由 N1、N2、G7、G10 组成；思维障碍，由 P2、P3、P5、G9 组成；激活性，由 P4、G4、G5 组成；偏执，由 P6、P7、G8 组成；抑郁，由 GI、G2、G3、G6 组成；补充（攻击性），由 P4、P7、G6、S1、S2、S3 组成。

⑧ 因子分。因子分为组成各因子项目的得分之和。由于各常模的因子分析结果不尽相同，因此各因子的组成和计算也有所不同。常用的指标为阳性量表分、阴性量表分、一般精神病理量表分和总分。

（8）简明精神病评定量表（brief psychiatric rating scale，BPRS）是一个评定精神病性症状严重程度的他评量表，适用于具有精神病性症状的大多数重性精神病患者，尤适宜于精神分裂症患者。评定由评定人员对患者做量表精神检查后，分别根据患者的口头表述和观察情况，依据症状定义和临床经验进行评分。可参考量表协作组的工作评定标准。一次评定大约需做 20 分钟的会谈和观察。评定的时间范围一般定为评定前 1 周的情况。评定员须由经过训练的精神科专业人员担任。BPRS 最常用的为 18 项版本。所有项目采用 1 ～ 7 分的 7 级评分法，各级的标准为无症状、可疑或很轻、轻度、中度、偏重、重度、极重，如果未测则记 0 分，统计时应剔除。

①总分（18 ～ 126 分），反映疾病严重性，总分越高，病情越重。治疗前后总分值的变化反映疗效的好坏，差值越大疗效越好。一般研究入组标准可定为 > 35 分。

②单项分（0 ～ 7 分），反映症状的分布和靶症状的严重度。治疗前后的变化可以反映治疗的靶症状变化。因为 BPRS 为分级量表，所以能够比较细致地反映疗效。

③因子分（0 ～ 7 分），反映症状群的分布和疾病的临床特点，并可据此画出症状群廓图。

（9）锥体外系副作用评定量表（rating scale for extrapyramidal side effects，RSESE）由 G.M.Simpson 等人提出，用于评定抗精神病药物治疗时出现的

锥体外系副作用。评定时间一般在治疗前及治疗后2周、4周、6周进行。本量表共10个项目，采用0～4分的5级评分法，0分表示无或正常，4分表示极重度。总分为各项目的得分累加，反映锥体外系副作用的严重程度。总分越低，锥体外系副作用越轻，总分越高，则锥体外系副作用越严重。

参考文献

[1] 郝伟，陆林 . 精神病学：第 8 版 [M]. 北京：人民卫生出版社，2018.

[2] 李凌江，陆林 . 精神病学：第 3 版 [M]. 北京：人民卫生出版社，2015.

[3] 王高华，曾勇 . 会诊联络精神病学 [M]. 北京：人民卫生出版社，2016.

[4] 钱铭怡 . 心理咨询与心理治疗 [M]. 重排本 . 北京：北京大学出版社，2016.

[5] 中国医师协会神经调控专业委员会电休克与神经刺激学组，中国医师协会睡眠专业委员会精神心理学组，中国医师协会麻醉学医师分会 . 改良电休克治疗专家共识：2019 版 [J]. 转化医学杂志，2019，8（3）：129-134.

[6] 李达，许毅，安建雄，等 . 重复经颅磁刺激治疗专家共识 [J]. 转化医学杂志，2018，7（1）：4-9.

[7] 张明园，何燕玲 . 精神科评定量表手册 [M]. 长沙：湖南科学技术出版社，2015.